104 Recetas de Comidas y Jugos Para la Diabetes:

Controle Su Condición Naturalmente Usando Ingredientes Ricos En Nutrientes

Por

Joe Correa CSN

DERECHOS DE AUTOR

© 2017 Live Stronger Faster Inc.

Todos los derechos reservados

Esta publicación está diseñada para proveer información precisa y autoritaria respecto al tema en cuestión. Es vendido con el entendimiento de que ni el autor ni el editor están envueltos en brindar consejo médico. Si éste fuese necesario, consultar con un doctor. Este libro es considerado una guía y no debería ser utilizado en ninguna forma perjudicial para su salud. Consulte con un médico antes de iniciar este plan nutricional para asegurarse que sea correcto para usted.

RECONOCIMIENTOS

Este libro está dedicado a mis amigos y familiares que han tenido una leve o grave enfermedad, para que puedan encontrar una solución y hacer los cambios necesarios en su vida.

104 Recetas de Comidas y Jugos Para la Diabetes:

Controle Su Condición Naturalmente Usando Ingredientes Ricos En Nutrientes

Por

Joe Correa CSN

CONTENIDOS

ACERCA DEL AUTOR

Luego de años de investigación, honestamente creo en los efectos positivos que una nutrición apropiada puede tener en el cuerpo y la mente. Mi conocimiento y experiencia me han ayudado a vivir más saludablemente a lo largo de los años y los cuales he compartido con familia y amigos. Cuanto más sepa acerca de comer y beber saludable, más pronto querrá cambiar su vida y sus hábitos alimenticios.

La nutrición es una parte clave en el proceso de estar saludable y vivir más, así que empiece ahora. El primer paso es el más importante y el más significativo.

INTRODUCCION

104 Recetas de Comidas y Jugos Para la Diabetes: Controle Su Condición Naturalmente Usando Ingredientes Ricos En Nutrientes

Por Joe Correa CSN

En este libro, encontrará recetas deliciosas y consejos que puede seguir al cocinar alimentos beneficiosos para los diabéticos. Para ayudarlo a iniciar en este estilo de cocina, una lista de recetas de jugos y comidas le será brindada.

Básicamente, la diabetes ocurre por la incapacidad del páncreas de producir insulina. La diabetes tipo 1 es clasificada como una enfermedad autoinmune. Es una condición en la cual el sistema inmune del organismo "ataca" a sus propios tejidos y órganos. Lleva a la destrucción completa de células que producen insulina y que están en el páncreas.

Los síntomas principales son iguales para ambos, niños y adultos. Usualmente, estos síntomas ocurren en unas pocas semanas e incluyen sed, pérdida de peso, fatiga, orinar frecuentemente, etc. Los síntomas más específicos de los niños son dolores de estómago o problemas de comportamiento.

Los médicos diagnostican la diabetes cuando un paciente está sufriendo de una historia inexplicable de enfermedad o dolor abdominal que dura unas semanas. Si usted es diagnosticado con diabetes, será referido a un especialista para esta enfermedad. El tratamiento específico significa que la mayor parte del cuidado médico está dirigido por hospitales en vez de médicos de familia. Sin embargo, al final del día, usted está solo con su enfermedad y depende de usted mantener una dieta saludable.

Estas recetas de comidas y jugos tienen las mejores combinaciones que podría encontrar. Asegúrese de probar cada receta para la diabetes provisto en este libro para ver resultados lo más pronto posible.

104 RECETAS DE COMIDAS Y JUGOS PARA LA DIABETES: CONTROLE SU CONDICIÓN NATURALMENTE USANDO INGREDIENTES RICOS EN NUTRIENTES

COMIDAS

### 1.	Mousse de Moras Sin Azúcar

Ingredientes:

½ taza de moras

¼ taza de frambuesas

1 rodaja de melón mediana

2 tazas de leche descremada

½ taza de crema batida pesada, sin azúcar

Un puñado de copos de avena

Canela a gusto

Preparación:

Poner los ingredientes en una licuadora y pulsar para combinar.

Información nutricional por porción: Kcal: 97 Proteínas: 16g, Carbohidratos: 24g, Grasas: 9g, Sodio: 128mg

2. Gachas Calientes de Banana

Ingredientes:

½ taza copos de avena

1 taza de agua

1 taza de leche de almendra

1 banana, en rodajas

1 cucharada de Mezcla LSA

Sultanas to taste

1 cucharada de miel manuka o jarabe de arce en puré))

1 cucharadita de canela, molida

Preparación:

Hervir 1 taza de agua. Poner la avena en ella y cocinar por unos minutos.

Reducir el fuego y añadir 1 taza de leche de almendra. Hervir hasta que ablanden. Añadir las bananas, canela, miel, 1 cucharada de mezcla LSA y sultanas a gusto.

Servir inmediatamente.

Información nutricional por porción: Kcal: 256 Proteínas: 31.3g, Carbohidratos: 24g, Grasas: 11g, Sodio: 154mg

3.   Súper Avena con Mango

Ingredientes:

1 pack of avena de cocción rápida

½ taza mango trozado

1 cucharadita jarabe de agave o miel cruda

¼ cucharadita de canela

Preparación:

Usar las instrucciones del paquete para cocinar la avena. Añadir el jarabe de agave y canela. Mezclar bien.

Cubrir con mango y servir.

Información nutricional por porción: Kcal: 219 Proteínas: 14g, Carbohidratos: 29g, Grasas: 10g, Sodio: 190mg

4.   Avenas Sr. Almendra y Sra. Manzana

Ingredientes:

½ taza copos de avena

1 taza de agua

1 Manzana Alkmene, sin piel y rallada

1 manzana, en rodajas

2 cucharadas de yogurt de almendra, sin azúcar

1 cucharadita de canela, molida

Preparación:

Hervir el agua y añadir la avena. Cocinar brevemente por 2-3 minutos y reducir el fuego.

Añadir una manzana Alkmene rallada y una cucharadita de canela. Hervir por otros 10 minutos. Remover del fuego.

Cubrir con yogurt de almendra y manzana en rodajas. Servir caliente.

Información nutricional por porción: Kcal: 190 Proteínas: 12g, Carbohidratos: 35g, Grasas: 8.9g, Sodio: 219mg

5. Avena con Almendras y Canela

Ingredientes:

1 pack of avena de cocción rápida

¼ taza de almendras tostadas, en trozos

1 cucharadita de canela

1 cucharadita de jarabe de agave

2 onzas mango en rodajas

Preparación:

Hervir el agua y añadir avena. Cocinar brevemente (por varios minutos) y reducir el fuego.

Añadir la canela y jarabe de agave, y revolver. Cubrir con almendras y rodajas de mango.

Servir caliente.

Información nutricional por porción: Kcal: 119 Proteínas: 17g, Carbohidratos: 27g, Grasas: 9g, Sodio: 158mg

6.   Panqueques con Crema Batida

Ingredientes:

½ taza de harina común

1 huevo

1 taza de leche de coco, sin azúcar

1cup frambuesas

1 cucharadita de extracto de vainilla, sin azúcar

Aceite para cocinar

2 tazas crema batida para cubierta, sin azúcar

Preparación:

Combinar toda la harina y extracto de vainilla en un tazón grande. Añadir la leche de coco y 1 huevo, batiendo. Mezclar bien con batidora eléctrica.

Esparcir aceite para cocinar sobre una sartén antiadherente pequeña.

Verter ½ taza de mezcla de panqueques y cocinar por 3 minutos de cada lado.

Cubrir con 1 cucharada de crema batida y frambuesas.

Información nutricional por porción: Kcal: 298 Proteínas: 31g, Carbohidratos: 42g, Grasas: 26g, Sodio: 335mg

7. Batido de Bayas Silvestres

Ingredientes:

1 taza de bayas mixtas

2 tazas de leche descremada

1 cucharadita de miel (puede ser reemplazada con jarabe de agave)

1 cucharada de semillas de calabaza

½ taza de agua

¼ cucharadita de canela

Preparación:

Combinar los ingredientes en una licuadora y pulsar para combinar.

Información nutricional por porción: Kcal: 98 Proteínas: 30g, Carbohidratos: 26g, Grasas: 4g, Sodio: 146mg

8.   Copos de Avena con Vainilla Simple

Ingredientes:

¾ taza de copos de avena

1 manzana pequeña, sin piel y en trozos finos

1 cucharadita de gluten-free extracto de vainilla

½ taza de leche de almendra

Agua

Preparación:

Poner la avena en un tazón y cubrir con agua. Dejar reposar un tiempo para que la avena se remoje bien y ablande. Colar y transferir a una olla.

Añadir la manzana trozada, mezclar con la avena y agregar 1 taza de agua filtrada.

Hervir y reducir el fuego al mínimo. Añadir el extracto de vainilla y leche de almendra. Mezclar bien.

Cocinar por varios minutos, revolviendo constantemente.

Una vez listo, rociar con canela y servir.

Información nutricional por porción: Kcal: 226 Proteínas: 19g, Carbohidratos: 21g, Grasas: 7g, Sodio: 198mg

9.   Diversión de Avena Nocturna

Ingredientes:

½ taza de avena sin gluten

1 taza de leche de almendra sin endulzar

1 cucharadita de canela molida

½ manzana mediana, en rodajas

¼ taza de nueces

1 cucharadita de jarabe de arce

Preparación:

Hervir 1 taza de leche de almendra. Añadir la avena y cocinar por varios minutos. Reducir el fuego al mínimo y añadir la canela molida y jarabe de arce. Mezclar bien y cocinar unos minutos más, o hasta que la avena ablande.

Remover del fuego y dejar enfriar un rato. Cubrir y dejar en la nevera por la noche.

Cubrir con nueces y manzana en rodajas. Puede rociar con más jarabe de arce de ser necesario.

Información nutricional por porción: Kcal: 220 Proteínas: 14g, Carbohidratos: 35g, Grasas: 11g, Sodio: 230mg

10.   Parfait con Crema Batida

Ingredientes:

2 tazas de frutillas

1 taza de crema batida

¼ taza de nueces

Preparación:

Lavar las frutillas, limpiarlas y trozarlas. Batir la crema levemente.

Tomar unas piezas de frutillas para decoración, y aplastar el resto.

Hacer capas en una copa: una de copos, una de crema batida, y una de frutillas. Repetir el proceso hasta usar todos los ingredientes. Decorar con frutillas y nueces picadas.

Información nutricional por porción: Kcal: 90 Proteínas: 26g, Carbohidratos: 29g, Grasas: 5g, Sodio: 150mg

11.   Magdalenas sin Azúcar

Ingredientes:

1 taza de salvado de avena

1 taza de harina de trigo integral o centeno

1 cucharadita de polvo de hornear

1 cucharadita de polvo de vainilla, sin azúcar

2 cucharadas de aceite de girasol

2 cucharadas de miel

3 cucharadas de agua

1 huevo

2 cucharadas de jugo de limón

1 taza de arándanos

Preparación:

Precalentar el horno a 350°. Engrasar los moldes de magdalenas y dejar a un lado.

Mezclar el salvado de avena, harina, polvo de hornear y polvo de vainilla en un tazón.

Combinar el aceite, miel, agua, huevo y jugo de limón. Batir esta mezcla en la mezcla de ingredientes secos. Añadir los arándanos y jugo de limón. Combinar bien.

Verter en moldes y hornear por 15 minutos.

Información nutricional por porción: Kcal: 317 Proteínas: 21.5g, Carbohidratos: 39g, Grasas: 18g, Sodio: 361mg

12. Avena con Moras y Jarabe de Agave

Ingredientes:

1 taza de copos de avena

½ taza de moras

1 cucharadita de jarabe de agave

Preparación:

Poner los copos en un tazón y cubrir con agua. Dejar reposar un rato para que se remojen y ablanden. Colar y transferir a una olla. Añadir agua hasta cubrir y hervir. Cocinar por 5 minutos.

Transferir a un tazón y añadir el jarabe de agave. Cubrir con moras.

Información nutricional por porción: Kcal: 219 Proteínas: 8.7g, Carbohidratos: 29g, Grasas: 5.9g, Sodio: 187mg

13.   Huevos Batidos con Frambuesas

Ingredientes:

2 huevos

½ taza de frambuesas

1 cucharadita de jarabe de agave

2 cucharadas de sin azúcar crema batida

2 cucharadas de aceite de oliva

Preparación:

Calentar el aceite de oliva a fuego medio/alto. Batir los huevos y freír por 2 minutos, revolviendo constantemente.

En un tazón pequeño, combinar las frambuesas con jarabe de agave y crema batida. Usar para cubrir los huevos o servir por separado.

Información nutricional por porción: Kcal: 189 Proteínas: 34g, Carbohidratos: 19g, Grasas: 21g, Sodio: 206mg

14.   Palta y Huevos con Romero Seco

Ingredientes:

3 paltas maduras medianas, por la mitad

6 huevos

1 tomate mediano, en trozos finos

3 cucharadas de aceite de oliva

2 cucharadita de romero seco

Sal y pimienta a gusto

Preparación:

Precalentar el horno a 350 grados. Cortar la palta por la mitad y remover la pulpa del centro. Poner un huevo y tomate trozado en cada mitad, y rociar con romero, sal y pimienta. Engrasar una fuente con aceite de oliva y poner las paltas. Llevar al horno y cocinar por 15-20 minutos.

Información nutricional por porción: Kcal: 280 Proteínas: 28g, Carbohidratos: 41g, Grasas: 20g, Sodio: 303mg

15.   Panqueques Cremoso Para Llevar

Ingredientes:

1 taza de harina común

2 huevos

½ cucharadita de sal

1 cucharada de crema agria

2 cucharadita de polvo de hornear

1 taza de leche descremada

1 taza de queso Cottage

1 taza de espinaca, cocida y colada

Spray de cocina sin grasa

Preparación:

Combinar la harina, huevos, sal, crema agria, polvo de hornear y 1 taza de leche en un tazón. Mezclar bien con una batidora eléctrica hasta obtener una mezcla suave. Cubrir y dejar reposar por 15 minutos.

En otro tazón, mezclar el queso Cottage con la espinaca colada. Batir bien con un tenedor y dejar a un lado.

Rociar spray de cocina sin grasa en una sartén. Usar ¼ taza de la mezcla para hacer 1 panqueque. Freír por 10-15 segundos de cada lado. Esta mezcla le debería dar 6 panqueques.

Esparcir 1 cucharada de la mezcla de queso sobre cada panqueque y servir.

Información nutricional por porción: Kcal: 302 Proteínas: 36g, Carbohidratos: 18g, Grasas: 18g, Sodio: 355mg

16. Batatas con Claras de Huevo

Ingredientes:

4 batatas medianas, sin piel

6 huevos

2 cebollas medianas, sin piel

1 cucharada de ajo molido

4 cucharadas de aceite de oliva

½ cucharadita de sal marina

¼ cucharadita de pimienta molida

Preparación:

Precalentar el horno a 350 grados. Esparcir 2 cucharadas de aceite de oliva en una fuente de hornear mediana. Poner las batatas en ella. Hornear por 20 minutos. Remover y dejar enfriar. Reducir el fuego a 200 grados.

Mientras tanto, trozas las cebollas en piezas pequeñas. Separar las claras de huevo de las yemas. Cortar las batatas en rodajas gruesas y ponerlas en un tazón. Añadir las cebollas picadas, 2 cucharadas de aceite de oliva, claras de huevo, ajo picado, sal marina y pimienta. Mezclar bien.

Esparcir la mezcla en una fuente de hornear y cocinar por otros 15-20 minutos.

Información nutricional por porción: Kcal: 390 Proteínas: 38g, Carbohidratos: 40g, Grasas: 26g, Sodio: 380mg

17.   Ravioles de Espinaca

Ingredientes:

Ravioles

2 ½ tazas de harina común

½ tazas de agua

3 huevos

3 claras de huevo

½ cucharadita de sal

3 cucharadas de aceite de oliva

Relleno

2 cucharadas de aceite de oliva

2 tazas de espinaca, en trozos

1 taza de queso Cottage

1 taza de yogurt bajo en grasas

¼ cucharadita de sal

¼ cucharadita de pimienta

Preparación:

En un tazón grande, combinar la harina común, agua, huevos, aceite de oliva y sal. Cubrir la masa y dejar reposar en un lugar tibio por 30 minutos.

Hervir la espinaca en agua con sal, colar y cortarla. Combinar con el queso Cottage, yogurt, aceite, sal y pimienta.

Amasar la masa finamente, cortar círculos usando moldes y poner una cucharada de relleno en cada hemisferio. Poner la otra capa de masa y presionar los lados con un tenedor.

Cocinar los rellenos en agua hirviendo con sal y aceite de oliva. Debería tomar unos 15 minutos. Remover de la sartén y colar. Servir con crema baja en grasas encima (esto es opcional).

Información nutricional por porción: Kcal: 390 Proteínas: 41g, Carbohidratos: 45g, Grasas: 26g, Sodio: 398mg

18. Macarrones Y Atún Liviano

Ingredientes:

1 taza de atún desmenuzado

½ taza de crema agria baja en grasas

2 tazas de macarrones de harina de arroz

1 cucharadita de sea sal

1 cucharadita de aceite de oliva

1 cucharada de aceite vegetal

Algunas aceitunas para decorar (opcional)

Preparación:

Verter 3 tazas de agua en una olla. Hervir y añadir los macarrones y sal. Hervir los macarrones por 3 minutos. Remover del fuego y colar.

En un tazón, combinar el atún con la crema agria. Mezclar bien con un tenedor.

En una cacerola grande, derretir 1 cucharada de aceite de oliva y añadir 1 cucharada de aceite vegetal. Calentar a fuego medio y añadir la mezcla de atún. Freír por 15-20 minutos, revolviendo ocasionalmente. Añadir los macarrones y mezclar bien. Tapar y dejar que se caliente. Servir con aceitunas.

Información nutricional por porción: Kcal: 350 Proteínas: 36g, Carbohidratos: 38g, Grasas: 18g, Sodio: 340mg

19.   Cuartos Traseros de Pollo

Ingredientes:

2 libras de cuartos traseros de pollo

2 cebollas medianas, en trozos

2 ajíes picantes pequeños

1 taza de caldo de pollo

¼ taza de jugo de naranja recién exprimido, sin azúcar

1 cucharadita de extracto de naranja, sin azúcar

2 cucharadas de aceite de oliva

1 cucharadita de mezcla de sazón de barbacoa

1 cebolla morada pequeña en trozos

Preparación:

Calentar el aceite de oliva en una cacerola grande. Añadir la cebolla picada y freír por varios minutos a fuego medio, hasta que dore.

Combinar los ajíes picantes, jugo de naranja y extracto de naranja. Mezclar bien en una procesadora por 20-30 segundos. Añadir esta mezcla a la cacerola y revolver. Reducir el fuego al mínimo.

Cubrir el pollo con mezcla de sazón barbacoa y llevar a la cacerola. Añadir caldo de pollo y hervir. Cocinar a fuego medio hasta que el agua evapore. Remover.

Precalentar el horno a 350 grados. Poner el pollo en una fuente de hornear grande. Cocinar por 15 minutos hasta obtener un color dorado y crujiente.

Información nutricional por porción: Kcal: 180 Proteínas: 41g, Carbohidratos: 14g, Grasas: 30g, Sodio: 80mg

20.   Filete de Res Grillado con Vegetales

Ingredientes:

1 libra de filete de res, de 1 pulgada de espesor

1 pimiento rojo mediano

1 pimiento verde mediano

1 cebolla pequeña, en trozos finos

3 cucharadas de aceite de oliva

Sal y pimienta a gusto

Preparación:

Lavar y secar el filete con papel cocina. Calentar el aceite de oliva a fuego medio en un grill antiadherente y freír por unos 20 minutos (10 de cada lado). Remover del fuego y dejar a un lado.

Lavar y cortar los vegetales en tiras finas. Añadir sal y pimienta. Agregar al grill y cocinar por 15 minutos, revolviendo constantemente.

Servir inmediatamente.

Información nutricional por porción: Kcal: 350 Proteínas: 39g, Carbohidratos: 32g, Grasas: 18g, Sodio: 111mg

21. Pollo y Arroz

Ingredientes

1 libra de cuartos traseros de pollo

1 taza de arroz negro

3 tazas de caldo de pollo

1 cebolla pequeña, en trozos

1 zanahoria grande, en trozos

½ taza de alcachofa, cocida

½ taza de frijoles verdes, cocidos y colados

½ cucharadita de sal

¼ cucharadita de pimienta

Preparación:

Poner el arroz en una olla profunda. Añadir las cebollas y caldo hasta cubrir la mitad de la carne. Hervir y cocinar a fuego medio hasta que la carne ablande. Remover del fuego y transferir a una fuente de hornear.

Añadir los ingredientes restantes y mezclar bien.

Precalentar el horno a 250 grados. Hornear cubierto por 30 minutos, o hasta que el arroz esté listo, revolviendo de vez en cuando.

Información nutricional por porción: Kcal: 209 Proteínas: 45g, Carbohidratos: 42g, Grasas: 24g, Sodio: 189mg

22.   Codero Asado con Arroz

Ingredientes:

2 libras de chuletas de cordero, sin hueso

1 taza de rice

2 ½ taza de agua

1 cucharadita de cúrcuma molida

5 cucharadas de aceite de oliva

¼ taza de jugo de limón recién exprimido

3 dientes de ajo, picados

½ cucharadita de sea sal

½ cucharadita de pimienta molida

1 cucharada de harina común

¼ taza de agua

Preparación:

Hervir 2 ½ tazas de agua y añadir el arroz. Cocinar a fuego medio por 10 minutos, o hasta que el agua evapore.

Remover del fuego y añadir la cúrcuma. Cubrir y dejar a un lado.

Lavar y secar las chuletas. Calentar el aceite de oliva a fuego medio. Añadir las chuletas a una sartén y cocinar por 10 minutos de cada lado. Reducir el fuego y añadir harina, ajo molido, jugo de limón, sal, pimienta y ¼ taza de agua. Revolver bien y cocinar por 15 minutos.

Servir con el arroz.

Información nutricional por porción: Kcal: 355 Proteínas: 46g, Carbohidratos: 42g, Grasas: 31g, Sodio: 389mg

23.   Rodajas de Salmón Crujientes

Ingredientes:

1 libra de salmón fresco, en rodajas de 1 pulgada

1 taza de crema agria

1 taza de Yogurt griego

1 cucharada de polvo de ajo

2 huevos

½ cucharadita de sea sal

1 cucharada de perejil seco

2 cucharadas de aceite de canola

Preparación:

Combinar la crema agria, yogurt griego, huevos, polvo de ajo, sal y perejil en un tazón. Poner las rodajas de salmón en él, cubrir y marinar por 1 hora.

Precalentar el horno a 350 grados. Verter las rodajas de salmón junto con la marinada en una fuente pequeña. Hornear por 35 minutos. Remover del horno y servir con marinada extra.

Información nutricional por porción: Kcal: 388 Proteínas: 39g, Carbohidratos: 28g, Grasas: 26g, Sodio: 180mg

24.   Panqueques de Frutillas Frescas

Ingredientes:

1 taza de harina común

2 huevos

2 cucharadita de azúcar

1 cucharadita de extracto de vainilla, sin azúcar

1 cucharada de crema agria

2 cucharadita de polvo de hornear

1 taza de leche descremada

1 taza de frutillas frescas

2 cucharadas de aceite para cocinar

Preparación:

Combinar todos los ingredientes secos en un tazón grande. Mezclar bien y añadir 1 taza de leche, 2 huevos y 1 cucharada de crema agria, batiendo. Cubrir y dejar reposar por 7-10 minutos.

Mientras tanto, verter aceite en una sartén antiadherente mediana y precalentar a fuego medio. Verter un poco de mezcla de panqueque y freír por 1 minutos de cada lado, o hasta que dore. Transferir a un plato.

Cubrir cada panqueque con frutillas frescas y servir.

Información nutricional por porción: Kcal: 300 Proteínas: 15g, Carbohidratos: 40g, Grasas: 16g, Sodio: 355mg

25.   Palitos de Queso

Ingredientes:

1 taza de harina común

1/2 cucharadas de polvo de hornear

1 huevo

1 cucharada de margarina

1 taza de queso Gouda rallado

½ taza de leche descremada

Aceite para cocinar

Preparación:

Combinar todos los ingredientes en un tazón y usar una batidora eléctrica para hacer una masa homogénea. Amasar y cortar en tiras de 1 pulgada de espesor.

Precalentar ½ taza de aceite en una sartén antiadherente profunda, a fuego máximo. Añadir los palitos de queso y freír por unos minutos.

Usar papel cocina para remover el exceso de aceite.

Servir caliente.

Información nutricional por porción: Kcal: 412 Proteínas: 41g, Carbohidratos: 35g, Grasas: 26g, Sodio: 487mg

26.   Magdalenas de Vegetales

Ingredientes:

Masa para magdalenas (refrigerada)

Para el glaseado:

1 taza de miel

½ taza de Stevia

Vegetales en rodajas a elección

Preparación:

Precalentar el horno a 300 grados. Poner 2 cucharadas de masa para magdalenas en cada molde. Hornear por 20 minutos. Remover del horno y acomodar los vegetales encima. Batir los ingredientes del glaseado en un tazón pequeño. Verter la mezcla sobre las magdalenas y cocinar por 5-6 minutos más.

Información nutricional por porción: Kcal: 312 Proteínas: 36g, Carbohidratos: 44g, Grasas: 29g, Sodio: 690mg

27. Galletas de Avena

Ingredientes:

1 ½ taza de copos de avena

½ taza de mantequilla de maní

¼ taza de almendras picadas

3 cucharadas de jarabe de agave

1 cucharada de semillas de chía picadas

1 cucharada de extracto de vainilla, sin azúcar

3 tazas de leche descremada

Preparación:

Poner 1 taza de copos de avena en un tazón. Añadir los ingredientes secos y revolver.

Agregar la mantequilla de maní y jarabe de agave. Mezclar bien y añadir gentilmente la leche y extracto de vainilla. Formar las galletas usando sus manos, y llevar al horno precalentado. Hornear a 350 grados por 20 minutos.

Información nutricional por porción: Kcal: 320, Proteínas: 41g, Carbohidratos: 56g, Grasas: 19g, Sodio: 519mg

28.   Queso de Untar

Ingredientes:

Una taza de queso Cottage fresco

1 taza de crema

Especias y hierbas a gusto (cebollas, cebollines, pimiento rojo, albahaca fresca, etc.)

Un poco de sal y pimienta

2 rebanadas de pan de trigo integral

Preparación:

Mezclar el queso y crema agria, añadir las especias y mezclar bien. Puede servirlo como un plato o para untar.

Información nutricional por porción: Kcal: 340 Proteínas: 44g, Carbohidratos: 59g, Grasas: 21g, Sodio: 615mg

29.   Puré de Manzana Casero

Ingredientes:

5-6 manzanas medianas (Manzana Alkmene)

1 cucharadita de canela molida

6 cucharadas de Stevia

4 tazas de agua

Preparación:

Lavar y pelar las manzanas. Cortar en cuartos y remover el centro. Llevar a una olla grande y verter agua hasta cubrir. Hervir y continuar cocinando hasta que ablanden. Revolver ocasionalmente. Luego de 20 minutos, remover del fuego y colar. Dejar enfriar y aplastar con un tenedor. Añadir la Stevia y canela molida.

Refrigerar por 30 minutos antes de servir.

Información nutricional por porción: Kcal: 98 Proteínas: 7g, Carbohidratos: 38g, Grasas: 5g, Sodio: 140mg

30. Bolas Frutales

Ingredientes:

1 taza de almendras picadas

½ taza de mantequilla de maní

½ taza de jarabe de agave

2 cucharadas de semillas de chía picadas

¼ taza de polvo de cacao crudo, sin azúcar

¼ taza de chocolate amargo rallado, sin azúcar

¼ taza de leche

Preparación:

Combinar los ingredientes en un tazón y mezclar bien. Formar las bolas usando sus manos y refrigerar por unos 30 minutos.

Información nutricional por porción: Kcal: 360 Proteínas: 11.5g, Carbohidratos: 42g, Grasas: 18g, Sodio: 414mg

31.   Desayuno de Crema y Yogurt

Ingredientes:

1 taza de Yogurt turco

1 cucharada de crema batida baja en grasa, sin azúcar

1 clara de huevo

2 cucharadita de miel

½ cucharadita de extracto de vainilla, sin azúcar

Preparación:

Para esta simple receta, combinar 1 cucharada de crema batida con 1 taza de yogurt turco, 1 clara de huevo, ½ cucharadita de extracto de vainilla y 2 cucharadas de miel. Usar un tenedor o batidora eléctrica para mezclar. Dejar enfriar en la nevera.

Información nutricional por porción: Kcal: 119 Proteínas: 33g, Carbohidratos: 7g, Grasas: 17g, Sodio: 150mg

32. Ensalada de Frutas

Ingredientes:

1 taza de frutas a elección, en rodajas (usamos manzana, durazno, uvas, arándanos y lima)

2 cucharadas de crema batida baja en grasa

1 cucharada de miel

Preparación:

Combinar las frutas en un tazón grande. Añadir la miel y mezclar bien. Cubrir con crema batida. Servir frío.

Información nutricional por porción: Kcal: 190 Proteínas: 21g, Carbohidratos: 44g, Grasas: 12g, Sodio: 143mg

33.   Salsa de Palta

Ingredientes:

2 paltas maduras, sin carozo y en cubos

½ taza de cebollas picadas

2 pimientos jalapeño, sin semillas y picados

3 limas orgánicas, en jugo

2 cucharadas de aceite de oliva extra virgen

2 cucharadas de hojas de cilantro frescas picadas

Sal y pimienta negra molida, a gusto

Preparación:

Combinar todos los ingredientes de la salsa en un tazón grande y mezclar bien con una batidora eléctrica. Cubrir y enfriar hasta que sea necesaria.

Información nutricional por porción: Kcal: 219 Proteínas: 17g, Carbohidratos: 44g, Grasas: 24g, Sodio: 180mg

34.   Coliflor en Puré

Ingredientes:

2 tazas de coliflor, en trozos

Agua fresca

½ taza de leche descremada

1 cucharada de Yogurt griego, sin azúcar

sal

1 cucharadita de menta seca (u otra sazón a elección)

Preparación:

Lavar y trozar la coliflor. Cocinar por 15-20 minutos en agua salada. Colar y aplastar con un tenedor. Añadir leche y yogurt griego y mezclar bien hasta obtener una mezcla homogénea. Añadir más sal y rociar con menta seca.

Información nutricional por porción: Kcal: 119 Proteínas: 36g, Carbohidratos: 19g, Grasas: 17g, Sodio: 121mg

35.   Puré de Huevo y Palta

Ingredientes:

2 huevos

1 taza de leche descremada

1 cucharada de crema agria

1 palta madura

Algunas hojas de menta

sal to taste

Preparación:

Hervir los huevos. Remover y dejar enfriar. Pelar y trozas. Añadir una pizca de sal y dejar en la nevera por 30 minutos. Mientras tanto, pelar y trozar la palta. Poner todos los ingredientes en una licuadora y pulsar por unos 30 segundos. Servir frío.

Información nutricional por porción: Kcal: 216 Proteínas: 35g, Carbohidratos: 39g, Grasas: 28g, Sodio: 189mg

36.   Chips de Col Rizada

Ingredientes:

1 cucharada de sal Himalaya cristalizada

1 puñado de col rizada

Preparación:

Precalentar el horno a 350 grados. Tomar una fuente de hornear y ponerle papel manteca. Usar un cuchillo para remover las hojas de la col. Cortar las hojas en trozos del tamaño de un bocado y lavar.

Hornear hasta que los lados estén ennegrecidos y aplicar la sal a gusto. Esto debería llevar 15 minutos.

Información nutricional por porción: Kcal: 89 Proteínas: 2.9g, Carbohidratos: 28g, Grasas: 0.4g, Sodio: 140mg

37. Pizza de Frutas

Ingredientes:

2 peras

1 manzana

1 taza de frutillas

Algunas rodajas de ananá

1 taza de duraznos, cerezas, higos (opcional)

½ taza de leche descremada

1 Masa para pizza

1 naranja

1 limón

1 taza crema batida, sin azúcar

Preparación:

Usar las instrucciones del paquete para preparar la masa.

Lavar y limpiar las frutas. Pelar el ananá e higos y cortar en cubos, luego cortar la naranja y el limón con cáscara.

Mezclar la crema batida con la leche hasta que esté suave. Amasar la masa y cortarla en 4 piezas. Poner encima la crema batida.

Hornear por 15 minutos a 350°.

Remover la pizza del horno y decorar con la fruta. Retornar al horno por otros 5 minutos.

Información nutricional por porción: Kcal: 440 Proteínas: 25g, Carbohidratos: 51g, Grasas: 21g, Sodio: 419mg

38.   Ensalada de Bayas Silvestres Mixtas

Ingredientes:

1 taza de bayas silvestres mixtas

1 banana

1 manzana

Preparación:

Cortar y pelar la manzana y banana. Mezclar con las bayas. Enfriar bien antes de servir.

Información nutricional por porción: Kcal: 225 Proteínas: 3g, Carbohidratos: 35g, Grasas: 0.9g, Sodio: 162mg

39. Vegetales con Miel al Wok

Ingredientes:

1 libra de pechuga de pollo, sin hueso y sin piel

1 pimiento rojo mediano, en tiras

1 pimiento verde mediano, en tiras

7-8 piezas de maíz bebé

½ taza de champiñones enlatados

1 taza de coliflor

1 zanahoria mediana, sin piel and en tiras

1 cucharadita miel

Sal to taste

1 cucharada de aceite de oliva

Preparación:

Cortar la carne en trozos del tamaño de un bocado.

En un wok grande, calentar el aceite de oliva a fuego alto. Añadir el pollo y cocinar por 10 minutos revolviendo constantemente. Remover del wok. Añadir las tiras de zanahoria y coliflor. Luego, agregar los pimientos verdes, maíz, champiñones y miel. Cocinar por 5-7 minutos. Añadir la carne, mezclar bien, y servir con arroz.

Información nutricional por porción: Kcal: 319 Proteínas: 45g, Carbohidratos: 47g, Grasas: 29g, Sodio: 468mg

40. Filetes al Champiñón

Ingredientes:

1 ½ libras de bistecs de carne

2 cucharadas de aceite vegetal

½ cucharadita de sal

2 tazas de champiñones

Preparación:

Lavar y secar los filetes con papel de cocina.

En una sartén grande, calentar el aceite a fuego medio. Freír los filetes por 5-7 minutos de cada lado. Reducir el fuego y añadir los champiñones. Tapar y cocinar algunos minutos más. Servir caliente.

Información nutricional por porción: Kcal: 345 Proteínas: 51g, Carbohidratos: 12g, Grasas: 28g, Sodio: 169mg

41.   Estofado de invierno

Ingredientes:

2 libras de carne de estofado

1 cucharada de aceite vegetal

6 onzas de pasta de tomate

2 zanahorias, en tiras

1 tomate grande, en trozos

1 cebolla grande, en trozos

1 taza de champiñones

¼ cucharadas de sal

1 hoja de laurel

2 ½ tazas caldo de carne

1 cucharadita de tomillo seco

3 dientes de ajo molidos

Preparación:

Tomar una sartén y ponerla a fuego máximo. Calentar el

aceite vegetal y añadir la carne. Freír de ambos lados hasta que dore. Una vez que esté lista, transferir a una olla a presión. En la misma sartén, freír las cebollas a fuego medio, por unos 5 minutos.

Verter la pasta de tomate a la sartén para remover restos de cebolla y carne. Luego, verter la mezcla en la olla a presión. Añadir los otros ingredientes y revolver. Cubrir, poner el fuego al mínimo, y cocinar por 1 hora.

Información nutricional por porción: Kcal: 416 Proteínas: 51g, Carbohidratos: 42g, Grasas: 32g, Sodio: 557mg

42.   Magdalenas de Queso

Ingredientes:

2 tazas de harina común

1 cucharada de polvo de hornear

½ cucharadita de sal

1 taza de leche

2 huevos

¼ taza de aceite de oliva

¼ taza de queso cottage

¼ taza de espinaca, cocida y colada

Moldes para magdalenas

Preparación:

En un tazón grande, combinar todos los ingredientes secos. Añadir, batiendo, la leche y 2 huevos. Mezclar bien con una batidora eléctrica. Esto le dará una masa suave de magdalenas. Añadir la espinaca y queso a la masa y mezclar. Verter la mezcla en moldes para magdalenas.

Precalentar el horno a 300 grados. Hornear por 25 minutos.

Información nutricional por porción: Kcal: 215 Proteínas: 27g, Carbohidratos: 35g, Grasas: 19g, Sodio: 199mg

43. Huevos Rellenos Caseros

Ingredientes:

6 huevos (grandes, hervidos, sin piel)

2/3 taza de mayonesa casera

2 cucharadas de pepinillo, en trozos pequeños

¼ taza de apio, en cubos pequeños

¼ taza de cebolla, en cubos pequeños

1 taza de carne de cangrejo, cocida, removida

1 cucharada de sazón vegetal

Sal to taste

Pimienta to taste

Mayonesa casera

1 yema de huevo (grande)

¼ cucharadita de sal

¼ cucharadita de mostaza

1 ½ cucharada de jugo de limón recién exprimido

1 cucharadita de vinagre blanco

¾ taza de aceite de palta (puede usar aceite de macadamia también)

Preparación:

Mayonesa casera:

Tomar un tazón grande y batir la yema de huevo, sal, mostaza, jugo de limón y vinagre blanco hasta que la yema empiece a cambiar de color y espesar. Lentamente, añadir ¼ taza de aceite en la mezcla, mientras bate vigorosamente por 1 minuto. Añadir ¼ taza más luego de 30 segundos y el aceite restante todo al mismo tiempo mientras sigue batiendo hasta obtener una mayonesa espesa, cremosa y emulsionada.

Huevos Rellenos:

Cortar los huevos por la mitad longitudinalmente, y usar una cuchara pequeña para remover las yemas cuidadosamente. Dejar las claras a un lado y poner las yemas en un tazón. Añadir los pepinillos, apio, mayonesa, cebollas y sal y pimienta a gusto. Usando un tenedor, aplastar las yemas y mezclar todo junto hasta que esté bien combinado.

Agregar la carne de cangrejo a la mezcla. Agregar 1 cucharada de esta mezcla a cada mitad de huevo. Repetir hasta haber usado todos los ingredientes.

Información nutricional por porción: Kcal: 180 Proteínas: 48g, Carbohidratos: 17g, Grasas: 23g, Sodio: 214mg

44.   Tostadas de Tomate

Ingredientes:

1 taza de tomates cherry, por la mitad

1 taza de repollo colorado, en trozos finos

2 piezas de pechuga de pollo, rallado en trozos grandes

½ taza de frijoles verdes, cocidos

½ taza de maíz, cocido

1 cucharada de chili sauce, sin azúcar

½ cucharadita de sal

1 cucharadita de ajo molido

1 cucharadita de perejil seco

¼ cucharadita de pimienta negra molida

2 cucharadas de jugo de limón fresco

1 cucharada de Stevia

1 cucharadita de orégano seco

3 cucharadas de aceite de oliva

4 tortillas

Preparación:

En una sartén grande, combinar los tomates, orégano y sal. Revolver bien y freír por 2-3 minutos a fuego medio. Sazonar con pimienta. Agregar la carne y cocinar por 10-15 minutos, hasta que dore. Añadir los ingredientes restantes y cubrir. Dejar reposar por 10 minutos.

Cubrir cada tortilla con la mezcla de pollo y vegetales. Servir caliente.

Información nutricional por porción: Kcal: 389 Proteínas: 31g, Carbohidratos: 49g, Grasas: 21g, Sodio: 414mg

45. Pastel de Espinaca

Ingredientes:

1 pack (9 onzas) de espinaca fresca, en trozos

4 huevos enteros

½ taza de leche entera

2 onzas de queso feta desmenuzado

¼ taza queso parmesano rallado

½ taza queso mozzarella rallado

1 cucharadita de aceite de oliva

sal y pimienta negra a gusto

1 paquete de masa para pastel

Preparación:

Precalentar el horno a 350 grados. Engrasar una fuente con aceite de oliva y dejar a un lado.

Poner 1 masa de pastel en el fondo de la fuente.

Batir los huevos en un tazón, añadir la leche y el parmesano y continuar batiendo hasta que se incorpore bien. Dejar a un lado.

Poner la espinaca trozada en la masa de pastel engrasada y añadir el queso feta desmenuzado. Verter la mezcla de huevo encima y cubrir los otros ingredientes. Poner la otra masa de pastel encima y hornear por 40 a 45 minutos o hasta que el queso se haya derretido y ennegrecido levemente.

Remover del horno y dejar reposar 5 minutos antes de servir.

Información nutricional por porción: Kcal: 399 Proteínas: 42g, Carbohidratos: 44g, Grasas: 26g, Sodio: 415mg

46.   Camarones al Limón

Ingredientes:

1 libra de camarones frescos

1 limón orgánico, en gajos para servir

1 cucharada de romero fresco, para servir

Para la marinada

4 cucharadas de aceite de oliva extra virgen

1 cucharadita de ajo molido

2 cucharadas de jugo de limón orgánico

½ cucharadita de sal

½ cucharadita de pimienta negra molida

½ cucharadita de hojas de tomillo seco

½ cucharadita de orégano seco

Preparación:

Combinar los ingredientes de la marinada en un tazón mediano y mezclar bien. Poner el camarón en él y cubrir bien. Tapar y dejar reposar por 1 hora.

Precalentar el grill al máximo y cepillar con aceite. Insertar 2-3 camarones en cada pincho, cepillar con la marinada, y grillar por 3 minutos de cada lado. Transferir a una fuente para servir.

Servir caliente con gajos de limón y rociar con perejil picado.

Información nutricional por porción: Kcal: 219 Proteínas: 35g, Carbohidratos: 19g, Grasas: 19g, Sodio: 161mg

47.   Pizza Verde

Ingredientes:

1 masa de pizza mediana de trigo integral

¼ taza de salsa de pizza sin azúcar

½ taza de espinaca trozada

1 pepino pequeño, en tiras

½ cebolla pequeña, en trozos

1 taza de queso Cottage

¼ taza de gouda, rallado

2 cucharadas de queso parmesano rallado

1 cucharada de aceite de oliva

Preparación:

Precalentar el horno a 350 grados. Poner la masa de pizza en una fuente de hornear. Esparcir la salsa encima. Añadir la espinaca y cebollas. Rociar con queso Cottage y gouda. Hacer una cama final con el parmesano. Rociar con aceite de oliva. Hornear por 10 minutos, cortar, y poner tiras de pepino encima. Servir inmediatamente.

Información nutricional por porción: Kcal: 419 Proteínas: 28g, Carbohidratos: 46g, Grasas: 25g, Sodio: 660mg

48. Filetes de Atún Grillados

Ingredientes:

¼ taza de hojas de cilantro frescas trozadas

3 dientes de ajo, molidos

2 cucharadas de jugo de limón

½ taza aceite de oliva

4 filetes de atún

½ cucharadita pimentón ahumado

½ cucharadita comino, molido

½ cucharadita polvo de chile

Sal y pimienta negra

Preparación:

Añadir el cilantro, ajo, pimentón, comino, polvo de chile y jugo de limón a una procesadora y pulsar para combinar. Añadir el aceite gradualmente.

Transferir la mezcla a un tazón, añadir el pescado, y sacudir gentilmente hasta cubrir. Dejar reposar por 2 horas.

Remover el pescado de la marinada y precalentar el grill. Cepillar con aceite, poner el pescado y cocinar por 3-4 minutos de cada lado.

Remover el pescado del grill, transferir a una fuente y servir con gajos de limón o vegetales.

Información nutricional por porción: Kcal: 350 Proteínas: 41g, Carbohidratos: 12g, Grasas: 19g, Sodio: 150mg

49. Postre de Coco sin Azúcar

Ingredientes:

1 lata de leche de coco orgánica

1 taza de bayas congeladas mixtas

¼ taza de copos de avena

½ banana, sin piel y en rodajas

2 cucharadas de almendras, molidas

1 cucharada de jarabe de agave

Agua

Preparación:

Combinar los ingredientes en una licuadora y pulsar por 30 segundos para combinar.

Servir inmediatamente.

Puede añadir cualquier fruta a elección y crear una combinación que sus hijos adoren.

Información nutricional por porción: Kcal: 112 Proteínas: 23g, Carbohidratos: 27g, Grasas: 16g, Sodio: 156mg

50. Galletas de Chips de Chocolate Caseras

Ingredientes:

1 taza de harina común

1 cucharadita de polvo de hornear

1 taza de mezcla substituta de azúcar

Una pizca de sal

2 cucharadas de ralladura de limón

2 cucharadas de aceite de oliva

2 yemas de huevo

1 cucharada de jugo de limón

2 onzas chocolate amargo (85% cacao), en trozos finos

Preparación:

Combinar todos los ingredientes secos en un tazón mediano. Añadir la leche y chocolate, batiendo. Mezclar bien hasta tener una masa suave. Refrigerar por 30 minutos.

Precalentar el horno a 350 grados. Poner papel de hornear en una fuente.

Amasar en una superficie enharinada hasta un espesor de 2 pulgadas. Usando moldes, formar las galletas y transferirlas a la fuente. Cocinar por 20 minutos.

Información nutricional por porción: Kcal: 212 Proteínas: 24g, Carbohidratos: 46g, Grasas: 18g, Sodio: 373mg

51. Donas sin Azúcar

Ingredientes:

1.5 taza de harina de trigo sarraceno

½ taza de harina de arroz

½ taza de avena en polvo

1 cucharadita de polvo de hornear

2 tazas de leche de almendra sin endulzar

2 huevos

¼ taza de Stevia

½ cucharadita de canela molida

2 cucharadas de aceite de oliva

Para el glaseado:

½ taza de Stevia en polvo

2 cucharadas de cacao en polvo, sin azúcar

1 cucharadita de extracto de vainilla, sin azúcar

¼ taza de leche de almendra

1 cucharada de aceite de oliva

Preparación:

Combinar la harina de trigo sarraceno, harina de arroz, avena en polvo, polvo de hornear, Stevia y canela en un tazón grande. Romper 2 huevos en él, y añadir 2 tazas de leche y aceite de oliva. Mezclar usando una batidora eléctrica. Cubrir y dejar reposar por 10-15 minutos. Rociar harina de arroz en una superficie plana. Amasar y formar las donas. Si la mezcla está muy pegajosa, rociar con más harina.

Verter aceite en una cacerola profunda (2-3 pulgadas del fondo) y calentar al máximo.

Mientras tanto, preparar el glaseado. Mezclar los ingredientes en una cacerola pequeña. Hervir y remover del fuego. Cubrir y dejar a un lado.

Freír las donas por 2 minutos de cada lado, a fuego máximo. Remover el exceso de aceite con papel de cocina.

Remojar cada dona en el glaseado y transferir a un plato. Servir frío o caliente.

Información nutricional por porción: Kcal: 350 Proteínas: 31g, Carbohidratos: 46g, Grasas: 29g, Sodio: 490mg

52.   Copa de Frutas

Ingredientes:

½ taza de queso Cottage

½ taza de crema batida

4 onzas frutas mixtas a elección (funciona bien con casi cualquiera que tenga)

1 cucharadita de extracto de vainilla, sin azúcar

1 cucharadita de Stevia en polvo

1 cucharada de crema de postre sin grasa, sin azúcar

Preparación:

En un tazón pequeño, combinar el queso Cottage con la crema batida, crema de postre y extracto de vainilla. Añadir la Stevia y usar una batidora eléctrica a velocidad media para batir, hasta que se combine bien.

Usar para cubrir las frutas.

Información nutricional por porción: Kcal: 209 Proteínas: 29g, Carbohidratos: 35g, Grasas: 7g, Sodio: 298mg

53.   Bebida de Cacao sin Azúcar

Ingredientes:

1 taza de leche de coco

1 cucharadita de cacao crudo, sin azúcar

1 cucharadita de jarabe de agave

1 taza de sin azúcar crema batida

Preparación:

Combinar los ingredientes en una licuadora y pulsar por 30 segundos.

Transferir a un microondas y calentar por 1 minuto al máximo.

Información nutricional por porción: Kcal: 88 Proteínas: 8.9g, Carbohidratos: 10.5g, Grasas: 3g, Sodio: 95mg

JUGOS

1. Jugo de Arándanos

Ingredientes:

1 taza de arándanos frescos

1 manzana pequeña

2 zanahorias

1 cabeza de lechuga romana

Preparación:

Pasar todos los ingredientes a través de una juguera. Servir frío.

Información nutricional por porción: Kcal: 228, Proteínas: 6.14g, Carbohidratos: 66.8g, Grasas: 1.95g

2.   Jugo de Pera

Ingredientes:

1 pera mediana, en trozos

½ taza de uvas frescas

3 naranjas grandes

1 taza de espinaca, en trozos

Un puñado de jengibre, picado

Preparación:

Lavar la espinaca. Dejar a un lado.

Pelar y cortar las naranjas.

Pasar todos los ingredientes a través de una juguera. Servir frío.

Información nutricional por porción: Kcal: 347, Proteínas: 6.52g, Carbohidratos: 108.8g, Grasas: 1.27g

3.   Jugo Verde Desintoxicante

Ingredientes:

1 taza de brócoli en trozos

Un puñado de espinaca fresca

½ taza de agua de coco, sin azúcar

2 limones

1 naranja mediana

1 cucharada de miel, cruda

Algunas hojas de menta

Preparación:

Poner el brócoli, espinaca fresca, limones y naranja en una juguera. Exprimir y combinar con el agua de coco sin endulzar.

Añadir 1 cucharada de miel cruda y mezclar bien.

Decorar con hojas de menta y servir frío.

Información nutricional por porción: Kcal: 171, Proteínas: 14.8g, Carbohidratos: 54.5g, Grasas: 2.17g

4.   Jugo Impulso de Bayas

Ingredientes:

1 taza de moras

1 taza de arándanos

1 taza de frambuesas

1 taza de frutillas

¼ taza de espinaca bebé

½ cucharadita de jengibre molido

Preparación:

Pasar los ingredientes por una juguera. Rociar con jengibre molido y servir frío.

Información nutricional por porción: Kcal: 158, Proteínas: 5.9g, Carbohidratos: 56.4g, Grasas: 2.3g

5.   Jugo de Melón y Frutilla

Ingredientes:

2 tazas de frutillas frescas

14 onzas melón, en trozos

2 tazas de espinaca, en trozos

1 banana mediana

½ cucharadita de canela

1 cucharadita de miel, cruda

Preparación:

Pasar las frutillas, espinaca, melón y banana a través de una juguera.

Batir una cucharada de miel cruda y sazonar con canela.

Servir frío.

Información nutricional por porción: Kcal: 349, Proteínas: 7.6g, Carbohidratos: 104.9g, Grasas: 3.2g

6.   Batido de Frutillas

Ingredientes:

2 tazas de frutillas, frescas

1 taza de arándanos, frescos

½ taza de agua de coco, sin azúcar

½ naranja sangre grande

1 cucharadita de azúcar de coco pura

Preparación:

Añadir todos los ingredientes en una juguera, combinar con agua de coco y añadir una cucharadita de azúcar de coco.

Servir frío.

Información nutricional por porción: Kcal: 246, Proteínas: 4.7g, Carbohidratos: 74.2g, Grasas: 1.7g

7.   Jugo de Vainilla y Frambuesa

Ingredientes:

3 tazas de frambuesas, frescas

½ taza de agua de coco, sin azúcar

½ cucharadita de extracto puro de vainilla, sin azúcar

Preparación:

Poner las frambuesas en una juguera y pulsar. Transferir a un vaso. Añadir el agua de coco y extracto de vainilla.

Servir frío.

Información nutricional por porción: Kcal: 136, Proteínas: 4.4g, Carbohidratos: 51.7g, Grasas: 2.4g

8.   Jugo de Goji

Ingredientes:

10 onzas brócoli, pre cocido

1 taza de bayas Goji

1 naranja grande, sin piel

1 pepino grande, sin piel

1 cucharada de miel, cruda

Preparación:

Pasar los ingredientes por una juguera.

Añadir la miel y servir frío.

Información nutricional por porción: Kcal: 193, Proteínas: 9.4g, Carbohidratos: 66g, Grasas: 1.7g

9.   Jugo de Naranja y Mocha

Ingredientes:

½ taza de café frío sin azúcar

4 naranjas grandes

1 cucharadita de extracto puro de vainilla, sin azúcar

1 cucharadita de azúcar de coco pura

Preparación:

Pasar las naranjas por una juguera.

Combinar con el café frío y añadir el azúcar de coco.

Agregar extracto de vainilla y servir frío.

Información nutricional por porción: Kcal: 292, Proteínas: 6.9g, Carbohidratos: 96g, Grasas: 2g

10. Jugo Mañanero de Zanahoria

Ingredientes:

3 zanahorias grandes

2 manzanas Alcmene

½ cucharadita de canela, molida

1 cucharada de miel, cruda

Preparación:

Poner las zanahorias y manzanas en una juguera, una por vez. Pulsar y transferir a un vaso.

Añadir una cucharada de miel y canela a gusto.

Servir frío.

Información nutricional por porción: Kcal: 324, Proteínas: 3.4g, Carbohidratos: 93g, Grasas: 1.5g

11. Jugo Granny Smith

Ingredientes:

2 manzanas Granny Smith grandes, en rodajas y sin semillas

1 pomelo grande, sin piel

1 cucharadita de miel, cruda

½ cucharadita de jengibre, picado

Preparación:

Pasar las frutas a través de una juguera.

Añadir una cucharadita de miel y jengibre molido fresco.

Servir frío.

Información nutricional por porción: Kcal: 299, Proteínas: 3.7g, Carbohidratos: 88g, Grasas: 1.1g

12.   Jugo Fresco de Ananá

Ingredientes:

1 taza de trozos de ananá

1 manzana pequeña, sin piel y sin semillas

1 cucharadita de hojas de menta frescas, picadas

¼ cucharadita de nuez moscada, molida

Preparación:

Poner las frutas en una juguera y pulsar.

Agregar la nuez moscada molida y mezclar. Decorar con un par de hojas de menta y servir frío.

Información nutricional por porción: Kcal: 141, Proteínas: 1.5g, Carbohidratos: 41.2g, Grasas: 0.4g

13.   Jugo de Arándanos y Banana

Ingredientes:

1 taza de arándanos

1 taza de moras

1 banana grande, sin piel

1 cucharadita de miel

½ cucharadita de canela

Preparación:

Pasar los ingredientes por una juguera.

Añadir 1 cucharadita de miel y canela. Mezclar y servir caliente.

Información nutricional por porción: Kcal: 229, Proteínas: 4.5g, Carbohidratos: 76.3g, Grasas: 1.6g

14. Jugo Espeso de Banana

Ingredientes:

2 bananas grandes

1 taza de uvas

1 cucharadita de extracto puro de vainilla, sin azúcar

½ taza de leche de coco, sin azúcar

Preparación:

Poner las bananas y uvas en una juguera. Pulsar y transferir a un vaso.

Combinar con la leche de coco y extracto puro de vainilla. Servir frío.

Información nutricional por porción: Kcal: 293, Proteínas: 7.5g, Carbohidratos: 77.9g, Grasas: 4g

15.   Jugo de Menta

Ingredientes:

3 pepinos grandes, sin piel

1 pomelo, sin piel

1 cucharadita de extracto de menta

1 cucharada de azúcar de coco

Preparación:

Preparar las frutas y ponerlas en una juguera. Pulsar y añadir el extracto de menta y azúcar de coco.

Servir con hielo.

Información nutricional por porción: Kcal: 204, Proteínas: 7.7g, Carbohidratos: 59g, Grasas: 1.3g

16.   Jugo de Linaza y Goji

Ingredientes:

1 banana grande

1 taza de bayas Goji

1 cucharadita de aceite de linaza

Un puñado de hojas de apio

1 cucharada de miel, cruda

Preparación:

Pasar los ingredientes por una juguera. Añadir una cucharadita de linaza y miel.

Servir con hielo.

Información nutricional por porción: Kcal: 177, Proteínas: 6.5g, Carbohidratos: 44.6g, Grasas: 2.6g

17.   Jugo de Calabaza

Ingredientes:

1 taza de trozos de palta

10 onzas trozos de calabaza dulce

½ cucharadita de canela, molida

¼ taza de agua

Preparación:

Poner las frutas en una juguera y pulsar.

Combinar con agua y añadir canela.

Revolver bien y servir frío.

Información nutricional por porción: Kcal: 256, Proteínas: 5.3g, Carbohidratos: 27.8g, Grasas: 22.3g

18. Jugo de Almendra y Miel

Ingredientes:

½ taza de leche de almendra, sin azúcar

1 cucharada de miel, cruda

1 banana grande, sin piel

3 naranjas rojas grandes, sin piel

1 cucharada de hojas de menta frescas, picadas

Preparación:

Pasar las naranjas y banana a través de una juguera. Combinar con la leche de almendra y 1 cucharada de miel.

Decorar con un par de hojas de menta y servir frío.

Información nutricional por porción: Kcal: 411, Proteínas: 11g, Carbohidratos: 95g, Grasas: 3.1g

19.   Jugo Fresco de Tomate

Ingredientes:

5 tomates grandes, sin piel

1 taza de frambuesas frescas

½ cucharadita de extracto de cereza puro, sin azúcar

Un par de hojas de menta

Preparación:

Pasar los ingredientes por una juguera.

Agregar el extracto de cereza y menta a gusto.

Servir inmediatamente.

Información nutricional por porción: Kcal: 152, Proteínas: 9.4g, Carbohidratos: 50g, Grasas: 2.6g

20. Jugo Griego de Granada

Ingredientes:

1 taza de semillas de granada

1 taza de moras frescas

1 pepino grande

Un puñado de perejil grande

Preparación:

Poner todos los ingredientes en una juguera y pulsar.

Servir frío.

Información nutricional por porción: Kcal: 143, Proteínas: 7.9g, Carbohidratos: 44.8g, Grasas: 2.5g

21.   Jugo de Jengibre y Col Rizada

Ingredientes:

1 taza de col rizada, en trozos

1 taza de frutillas, frescas

½ cucharadita de jengibre, molido

1 limón, sin piel

Preparación:

Pasar los ingredientes por una juguera y servir frío.

Información nutricional por porción: Kcal: 120, Proteínas: 5.9g, Carbohidratos: 38.6g, Grasas: 1.8g

22.   Jugo de Guayaba

Ingredientes:

1 guayaba grande

1 taza de chirivías

1 tallo de apio

2 pomelos grandes, sin piel

Preparación:

Licuar y servir frío.

Información nutricional por porción: Kcal: 279, Proteínas: 7.2g, Carbohidratos: 86g, Grasas: 1.7g

23.   Jugo de Zapallo Calabaza

Ingredientes:

1 banana mediana, sin piel

1 taza de frambuesas, frescas

1 taza de cubos de zapallo calabaza

½ taza de agua de coco, sin azúcar

1 cucharadita de miel, cruda

Preparación:

Pasar los ingredientes por una juguera y combinar con el agua de coco.

Añadir una cucharadita de miel y servir frío.

Información nutricional por porción: Kcal: 197, Proteínas: 4.7g, Carbohidratos: 68g, Grasas: 1.3g

24.   Jugo Verde de Kiwi

Ingredientes:

3 kiwis grandes, sin piel

1 taza de col rizada, en trozos

1 taza de arándanos agrios

1 cucharadita de azúcar de coco pura

Preparación:

Poner el kiwi, col rizada y arándanos agrios en una juguera. Pulsar y transferir a un vaso.

Añadir 1 cucharadita de azúcar de coco y servir frío.

Información nutricional por porción: Kcal: 153, Proteínas: 5.6g, Carbohidratos: 48.4g, Grasas: 1.8g

25.   Jugo de Coco de Verano

Ingredientes:

½ taza de agua de coco

1 taza de trozos de ananá

1 taza de trozos de mango

1 taza de trozos de guayaba

1 cucharada de hojas de menta frescas

Preparación:

Licuar y rociar con menta fresca.

Servir frío.

Información nutricional por porción: Kcal: 187, Proteínas: 3.6g, Carbohidratos: 54.2g, Grasas: 1.3g

26. Jugo de Mango y Lima

Ingredientes:

1 taza de trozos de mango

1 lima entera

1 taza de acelga, en trozos

1 taza de verdes de remolacha, en trozos

½ taza de agua de coco, sin azúcar

Preparación:

Poner todos los ingredientes en una juguera y pulsar.

Combinar con agua de coco y servir frío.

Información nutricional por porción: Kcal: 108, Proteínas: 3.8g, Carbohidratos: 33g, Grasas: 0.8g

27.   Jugo Energético

Ingredientes:

2 manzanas rojas Deliciosas grandes, sin piel y sin semillas

1 taza de bayas Goji

1 taza de cerezas frescas, sin carozo

1 taza de remolachas

3 tomates grandes, sin piel

Preparación:

Pasar los ingredientes por una juguera y servir inmediatamente.

Información nutricional por porción: Kcal: 328, Proteínas: 9.3g, Carbohidratos: 95g, Grasas: 2.14g

28.   Jugo Fresco de Aronia

Ingredientes:

2 tazas de aronia fresca

1 banana grande, sin piel

2 tazas de espinaca, en trozos

2 tazas de verdes de remolacha, en trozos

Preparación:

Poner los ingredientes en una juguera, uno por vez.

Licuar y servir inmediatamente.

Información nutricional por porción: Kcal: 183, Proteínas: 7.8g, Carbohidratos: 63.1g, Grasas: 1.2g

29.   Jugo de Manzana Verde y Zanahoria

Ingredientes:

2 manzanas verdes grandes, sin piel y sin semillas

3 zanahorias grandes

1 taza de rodajas de chirivías

1 hoja de albahaca, aplastada

¼ taza de agua

Preparación:

Poner todos los ingredientes en una juguera y pulsar.

Combinar con agua y albahaca picada.

Servir frío.

Información nutricional por porción: Kcal: 332, Proteínas: 5.4g, Carbohidratos: 100g, Grasas: 1.6g

30.   Jugo de Palta

Ingredientes:

1 palta entera, en trozos

7 onzas alcachofa

1 limón mediano, sin piel

1 taza de repollo morado, rallado

1 taza de repollo verde, rallado

Preparación:

Pasar los ingredientes por una juguera y servir inmediatamente.

Información nutricional por porción: Kcal: 353, Proteínas: 12.3g, Carbohidratos: 51g, Grasas: 30g

31. Jugo de Ananá y Damasco

Ingredientes:

1 taza de trozos de ananá

1 taza de damascos

1 pepino grande, en rodajas

1 taza de espinaca fresca, en trozos

1 limón entero

½ taza de brócoli crudo, en trozos

½ taza de agua de coco pura

Preparación:

Lavar y preparar los ingredientes.

Pasarlos por una juguera y combinar con agua de coco pura.

Servir inmediatamente con hielo.

Información nutricional por porción: Kcal: 218, Proteínas: 10g, Carbohidratos: 64g, Grasas: 1.9g

32.   Jugo de Durazno y Espárragos

Ingredientes:

1 durazno grande

1 taza de espárragos frescos, en trozos

1 taza de verdes de ensalada

1 pomelo grande, sin piel

1 taza de lechuga romana, rallada

1 taza de hinojo, en rodajas

Preparación:

Lavar y cortar los ingredientes. Poner en una juguera y pulsar.

Servir inmediatamente.

Información nutricional por porción: Kcal: 187, Proteínas: 9.1g, Carbohidratos: 57.9g, Grasas: 1.4g

33.   Jugo Poderoso de Ciruela

Ingredientes:

1 taza de ciruelas, por la mitad

1 taza de moras frescas

1 taza de verdes de nabo, en trozos

½ cucharadita de jengibre molido

1 cucharadita de azúcar de coco

½ taza de agua

Preparación:

Lavar y cortar las ciruelas por la mitad. Pasarlas por una juguera. Hacer lo mismo con las moras y verdes de nabo.

Combinar en un vaso alto. Añadir jengibre y azúcar de coco.

Mezclar y servir.

Información nutricional por porción: Kcal: 141, Proteínas: 4.2g, Carbohidratos: 40.3g, Grasas: 1.4g

34.   Jugo de Limón

Ingredientes:

3 limones grandes, sin piel

1 naranja grande, sin piel

10 onzas rábano

1 taza de verdes de remolacha, en trozos

1 taza de berro, en trozos

1 cucharada de miel, cruda

Preparación:

Pelar las frutas y ponerlas en una juguera. Añadir el rábano, verdes de remolacha y berro. Exprimir y agregar 1 cucharada de miel.

Servir frío.

Información nutricional por porción: Kcal: 147, Proteínas: 5.3g, Carbohidratos: 50g, Grasas: 0.8g

35. Jugo de Cereza y Menta

Ingredientes:

2 tazas de cerezas, sin carozo

1 taza de puerro, en trozos

1 cucharada de menta fresca, picada

1 taza de arándanos agrios frescos

1 cucharada de miel, cruda

Preparación:

Pasar los ingredientes por una juguera.

Agregar 1 cucharada de miel y mezclar.

Servir inmediatamente.

Información nutricional por porción: Kcal: 248, Proteínas: 5g, Carbohidratos: 75.5g, Grasas: 1g

36. Jugo de Hojas y Jengibre

Ingredientes:

1 taza de verdes de remolacha, en trozos

1 taza de coliflor, en trozos

1 taza de hinojo, en rodajas

1 taza de apio, en trozos

1 taza de lechuga de hoja roja, rallada

1 taza de lechuga romana, rallada

1 pomelo grande

½ taza de agua de coco pura

1 cucharadita de miel

Preparación:

Lavar y preparar los ingredientes. Pasarlos por una juguera y añadir 1 cucharadita de miel.

Servir frío.

Información nutricional por porción: Kcal: 163, Proteínas: 8.3g, Carbohidratos: 56.3g, Grasas: 1.2g

37. Jugo Dulce de Mango

Ingredientes:

1 taza de mango, en trozos

1 taza de damascos, en rodajas

½ taza de agua de coco pura, sin azúcar

1 cucharada de azúcar de coco

Preparación:

Lavar y cortar las frutas. Exprimirlas y combinar con agua de coco.

Añadir 1 cucharada de azúcar de coco.

Servir frío.

Información nutricional por porción: Kcal: 155, Proteínas: 3.6g, Carbohidratos: 43g, Grasas: 1.2g

38.   Jugo de Manzana y Durazno

Ingredientes:

2 manzanas Doradas Deliciosas grandes, sin piel y sin semillas

1 durazno grande, en trozos

1 taza de baby espinaca, en trozos

½ taza de agua

1 zanahoria grande

½ limón

Preparación:

Pasar por una juguera y servir inmediatamente.

Información nutricional por porción: Kcal: 297, Proteínas: 5.5g, Carbohidratos: 87.5g, Grasas: 1.5g

39. Jugo Fresco de Jengibre

Ingredientes:

1 banana grande, sin piel

1 taza de espinaca, en trozos

2 limones grandes, sin piel

1 rodaja de jengibre

1 cucharadita de miel

Preparación:

Poner los ingredientes en una juguera, uno por vez.

Licuar y añadir miel.

Servir inmediatamente.

Información nutricional por porción: Kcal: 139, Proteínas: 4.5g, Carbohidratos: 44.4g, Grasas: 1.2g

40.   Jugo de Papaya

Ingredientes:

1 taza de papaya, en trozos

1 taza de bayas Goji

1 taza de repollo morado, rallado

1 naranja sangre grande, sin piel

1 cucharadita de jengibre, molido

1 cucharadita de miel

Preparación:

Lavar y trozar los ingredientes. Ponerlos en una juguera, uno por vez, y exprimir.

Agregar 1 cucharadita de jengibre y 1 de miel antes de servir.

Información nutricional por porción: Kcal: 172, Proteínas: 4.3g, Carbohidratos: 54.2g, Grasas: 0.7g

41.   Jugo de Arándanos

Ingredientes:

1 taza de arándanos

2 manzanas Alcmene grandes, sin centro y en rodajas

¼ taza de moras

1 cucharadita de extracto puro de menta, sin azúcar

½ taza de agua

Preparación:

Pasar por una juguera y servir inmediatamente.

Información nutricional por porción: Kcal: 368, Proteínas: 2.5g, Carbohidratos: 94g, Grasas: 1.5g

42. Jugo de Calabaza y Banana

Ingredientes:

1 taza de cubos de calabaza

1 banana grande, sin piel

1 manzana Granny Smith grande, sin piel ni centro

½ taza de agua de coco pura, sin azúcar

¼ cucharadita de nuez moscada, molida

1 cucharada de azúcar de coco

Preparación:

Pelar y trozar la calabaza. Licuarla. Añadir la banana y manzana, una por vez.

Combinar con agua de coco en un vaso. Agregar la nuez moscada y azúcar de coco.

Servir inmediatamente.

Información nutricional por porción: Kcal: 338, Proteínas: 4.6g, Carbohidratos: 97.8g, Grasas: 1.4g

43. Jugo de Frambuesa y Lima

Ingredientes:

1 taza de frambuesas frescas

2 limas, sin piel

2 tazas de brócoli crudo, en trozos

½ taza de agua de coco, sin azúcar

2 pepinos grandes, sin piel

1 cucharada de miel, cruda

Preparación:

Pasar los ingredientes por una juguera.

Agregar 1 cucharada de miel y mezclar.

Servir inmediatamente.

Información nutricional por porción: Kcal: 192, Proteínas: 10.9g, Carbohidratos: 56g, Grasas: 2.2g

44.   Jugo de Melón Dulce

Ingredientes:

1 gajo grande de melón dulce

1 rábano grande

1 taza de acelga

1 taza de espárragos

1 taza de palta, en rodajas

¼ taza de agua de coco pura, sin azúcar

Preparación:

Lavar y preparar los ingredientes.

Pasarlos por una juguera y combinar con agua de coco.

Servir inmediatamente.

Información nutricional por porción: Kcal: 275, Proteínas: 8g, Carbohidratos: 35.2g, Grasas: 21,9g

45. Jugo de Chirivías

Ingredientes:

1 taza de chirivías, en rodajas

1 banana grande, sin piel

1 naranja grande, sin piel

1 taza de coliflor, en trozos

Un puñado de menta fresca, en trozos

1 cucharadita de miel, cruda

Preparación:

Lavar, pelar y trozar los ingredientes. Poner en una juguera y pulsar.

Transferir a un vaso y añadir 1 cucharadita de miel y menta fresca.

Mezclar bien y servir frío.

Información nutricional por porción: Kcal: 336, Proteínas: 8.5g, Carbohidratos: 103g, Grasas: 1.5g

46. Jugo de Verdes de Mostaza y Manzana

Ingredientes:

1 manzana verde grande, sin piel y sin semillas

2 tazas de verdes de mostaza, en trozos

1 puerro entero, en trozos

1 taza de Brotes de Bruselas

1 calabacín mediano, sin piel

1 taza de chirivías, en rodajas

Preparación:

Lavar y preparar los vegetales. Pasarlos por una juguera, uno por vez.

Servir inmediatamente.

Información nutricional por porción: Kcal: 284, Proteínas: 12.3g, Carbohidratos: 83.7g, Grasas: 2.4g

47. Jugo de Calabaza

Ingredientes:

1 taza de zapallo calabaza, en rodajas

1 taza de apio, en trozos

1 taza de remolachas, en rodajas

1 taza de verdes de remolacha, en trozos

1 taza de semillas de granada

1 cucharada de miel

Preparación:

Pasar los ingredientes por una juguera.

Añadir 1 cucharada de miel y servir inmediatamente.

Información nutricional por porción: Kcal: 132, Proteínas: 6.4g, Carbohidratos: 48.8g, Grasas: 1.8g

48. Jugo de Tomate y Berro

Ingredientes:

5 tomates grandes, sin piel

1 taza de berro, en trozos

1 taza de verdes de nabo, en trozos

1 taza de remolachas, en rodajas

1 cucharada de azúcar de coco

½ taza de agua de coco pura, sin azúcar

Preparación:

Preparar los ingredientes y pasarlos por una juguera.

Combinarlos con agua de coco sin azúcar y añadir 1 cucharada de azúcar de coco.

Servir inmediatamente.

Información nutricional por porción: Kcal: 212, Proteínas: 11.7g, Carbohidratos: 62.7g, Grasas: 2.2g

49. Jugo de Cantalupo

Ingredientes:

1 taza de cantalupo, en cubos

1 taza de baby espinaca, en trozos

1 taza de arándanos agrios

1 taza de perejil, en trozos

1 pepino mediano, sin piel

1 cucharada de miel, cruda

Preparación:

Pasar los ingredientes por una juguera.

Añadir miel cruda y servir frío.

Información nutricional por porción: Kcal: 197, Proteínas: 10.2g, Carbohidratos: 58.3g, Grasas: 2.2g

50.   Jugo de Kiwi y Lima

Ingredientes:

1 taza de lechuga de hoja roja

1 taza de papaya, en trozos

1 taza de repollo, rallado

2 kiwis enteros, sin piel

1 lima entera, sin piel

1 cucharadita de azúcar de coco

½ taza de agua de coco pura, sin azúcar

Preparación:

Exprimir los ingredientes uno por vez. Combinar con agua de coco y añadir el azúcar de coco.

Mezclar bien y servir frío.

Información nutricional por porción: Kcal: 201, Proteínas: 7g, Carbohidratos: 61.7g, Grasas: 1.7g

51. Jugo Dulce de Pimiento

Ingredientes:

1 taza de pimientos rojos, en trozos

1 manzana roja Deliciosa grande, sin piel ni centro

2 tazas de espinaca, en trozos

1 taza de Brotes de Bruselas, en trozos

1 cucharadita de miel, cruda

Preparación:

Lavar y preparar los ingredientes. Pelar la manzana y remover las semillas.

Exprimir y añadir 1 cucharadita de miel antes de servir.

Información nutricional por porción: Kcal: 196, Proteínas: 6.8g, Carbohidratos: 55.6g, Grasas: 1.4g

OTROS TITULOS DE ESTE AUTOR

70 Recetas De Comidas Efectivas Para Prevenir Y Resolver Sus Problemas De Sobrepeso: Queme Calorías Rápido Usando Dietas Apropiadas y Nutrición Inteligente

Por

Joe Correa CSN

48 Recetas De Comidas Para Eliminar El Acné: ¡El Camino Rápido y Natural Para Reparar Sus Problemas de Acné En 10 Días O Menos!

Por

Joe Correa CSN

41 Recetas De Comidas Para Prevenir el Alzheimer: ¡Reduzca El Riesgo de Contraer La Enfermedad de Alzheimer De Forma Natural!

Por

Joe Correa CSN

70 Recetas De Comidas Efectivas Para El Cáncer De Mama: Prevenga Y Combata El Cáncer De Mama Con una Nutrición Inteligente y Alimentos Poderosos

Por

Joe Correa CSN